ndet de Vaux

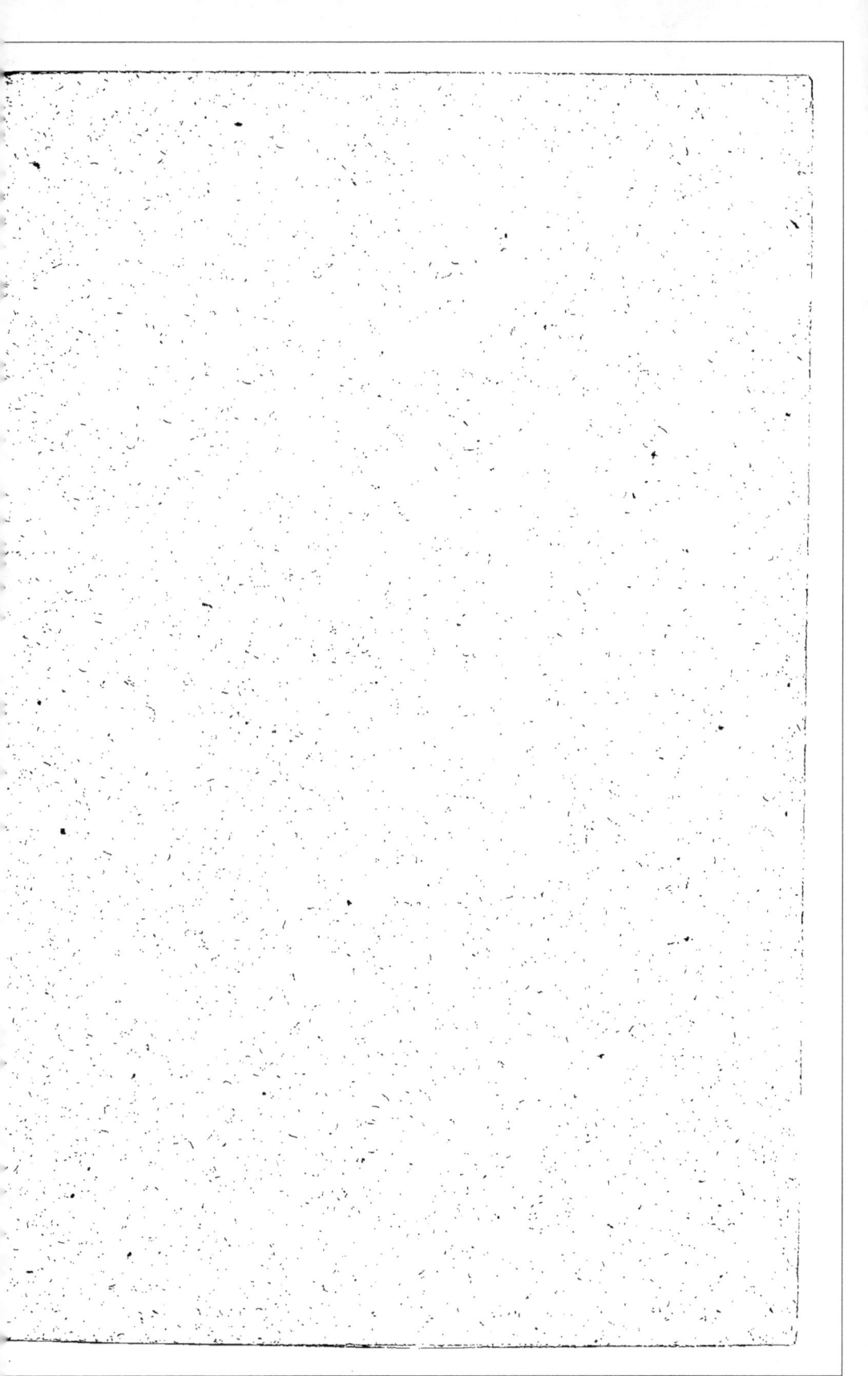

$T_c \, \overset{48}{1}$

$T\,2625$

~~Fra.~~

AVIS

Sur les Moyens de diminuer l'Insalubrité des Habitations qui ont été exposées aux Inondations.

Par M. Cadet de Vaux, *Inspecteur Général des Objets de Salubrité, &c. &c.*

Imprimé & publié par ordre du Gouvernement.

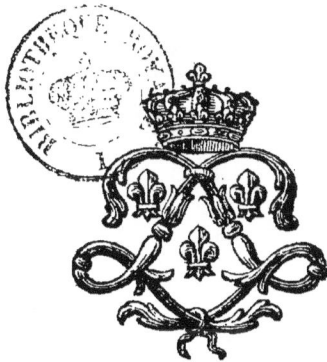

A PARIS,

De l'Imprimerie de Ph.-D. Pierres,
Imprimeur Ordinaire du Roi, de la Police, &c.
rue Saint-Jacques.

M. DCC. LXXXIV.

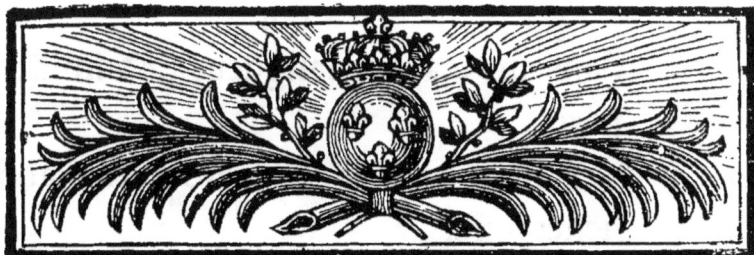

AVIS

Sur les Moyens de diminuer l'Insalubrité des Habitations qui ont été exposées aux Inondations.

Les Inondations font un fléau d'autant plus redoutable qu'elles laissent des suites fâcheuses.

Après la retraite des eaux, les habitations qui ont été submergées deviennent nécessairement insalubres. Elles exposent les hommes & les animaux, lorsqu'ils y rentrent sans précaution, à des maladies plus ou moins graves. Et si tous les habitans d'un même lieu éprouvent cette même influence, il en résulte une épidémie. Les constitutions les plus fortes n'y résistent point; les plus faibles tombent dans un état de langueur , & finissent par périr.

Il importe donc de prévenir d'aussi funestes effets.

Malheureusement l'art a ses bornes ; il ne peut que difficilement suppléer à l'action combinée de l'air & du tems , de tous les moyens les plus faits pour ramener la sécheresse & conséquemment rétablir la salubrité.

Du concours des causes qui prolongent l'humidité.

La nature du sol sur lequel est élevée l'habitation , la qualité des matériaux employés à sa construction , son plus ou moins d'ancienneté , son exposition , font autant de causes qui influent sur le retour plus ou moins prompt de la salubrité.

Du Sol.

On conçoit que si le sol est humide , il ne cessera de reporter de l'humidité à la surface des murs , & que des années

ne fuffiront point pour rétablir la féche-
reffe dans une habitation , expofée dans
tous les tems , par la nature du fol, à
une humidité conftante.

Des Matériaux.

La pierre , le moëllon , le plâtre , le bois,
les matériaux enfin les plus convenables
pour la conftruction , ont le double inconvénient d'abforber beaucoup d'eau & de
la retenir très-longtems.

Cet inconvénient devient pire , fi les
matériaux ne valent rien.

De l'ancienneté des Maifons.

Si la maifon eft neuve & folidement
conftruite , elle deviendra plutôt habitable.

Si la maifon eft vieille , on ne peut pas
fe flatter de la ramener promptement à un
point de falubrité défirable.

Les maifons vieilles font naturellement
humides, par la raifon que les murs en
font pénétrés de fels *déliquefcens* , dont le

caractère eſt d'attirer & de retenir puiſſam-
ment l'humidité de l'air. Tels font les
murs ſalpêtrés qui font conſtamment humides.

De l'expoſition.

Si une maiſon eſt entourée de vaſtes
bâtimens, & qu'elle ſoit conſéquemment à
l'abri de l'action de l'air, une inondation
la rendra pour long-tems inhabitable.

Moyens de diminuer l'inſalubrité dans ces circonſtances.

Il ſerait trop affligeant de n'avoir à pré-
ſenter que des inconvéniens, ſur-tout lorſ-
qu'il s'agit d'un objet qui intéreſſe auſſi
eſſentiellement la ſanté & même la vie
des hommes.

En conſéquence, on va indiquer les
moyens de prévenir partie des accidens
auxquels on eſt expoſé dans les habita-
tations qui ont été inondées.

Il faut que ces moyens ſoient ſimples pour
être adoptés ; car en général le peuple eſt

infouciant fur fa confervation,& ne croit pas au danger qui ne frappe pas actuellement fes fens.

De la retraite des eaux.

Les eaux, en fe retirant des maifons, y laiffent une humidité vifqueufe, graffe au toucher, qui bientôt engendre la moififfure.

Cette humidité attire, à la furface des murs, l'humidité de leur intérieur, & il importe d'intercepter cette communication·

Elle devient en outre conductrice du méphitifme inhérent au fol, méphitifme très-actif, dans la faifon du printems, & qui tend alors à s'échapper du fein de la terre.

Du lavage.

La premiere précaution qu'il y ait à prendre, c'eft de laver les murs & planchers, immédiatement après la retraite des eaux, avec de l'eau de puits, de fontaine ou de rivière.

Obfervation.

Ce lavage enlève l'humidité vifqueufe dont on vient de parler ; humidité qui ne

fe defféche point, ou qui fe defféche très-
difficilement , tandis que l'eau s'évapore
promptement.

Réitérer le lavage.

Si au bout de quelque tems il a encore
tranffudé de cette humidité vifqueufe , on
profitera d'un beau jour pour laver de
nouveau.

On répétera même trois ou quatre fois
cette opération, fi elle eft néceffaire.

Obfervation.

Laver un lieu humide paraît une
chofe contradictoire. Cependant ce n'eft
qu'avec de l'eau claire & pure qu'en pa-
reil cas on entretient la fécherffe. Vérité
dont on paraît convaincu dans les pays
aquatiques & marécageux ; par exemple,
en Hollande, où les maifons font exacte-
ment lavées une ou deux fois la femaine ;
parce qu'on le répéte, l'eau s'évapore, &
que cette humidité muriatique étant dé-
liquefcente & non évaporable , on ne
peut s'en débarraffer qu'en la diffolvant.

De la Chaux.

Dans les pays où la chaux eſt à bon mar-
ché, on paſſera un lait de chaux vive ſur
les murs.

Il faut attendre que les murs aient reſ-
ſué leur première humidité, & ſur-tout
choiſir un jour ſec.

Obſervation.

La chaux vive a la double propriété
d'abſorber l'humidité, & d'enchaîner le
méphitiſme.

Du Feu.

On allumera du feu dans les cheminées.

Si la piéce eſt vaſte, on en allumera auſſi
dans un ou pluſieurs poêles, dont on pro-
longera & multipliera les tuyaux.

Du dégré de chaleur.

On n'entretiendra qu'une douce tempé-
rature ; une forte chaleur deſſéche promptement l'extérieur des murs ; mais bientôt
l'humidité du centre revient à la ſurface,
plus abondante encore.

Cette humidité de l'intérieur, attirée de la forte, eft exceffivement nuifible par le méphitifme qu'elle exhale.

Obfervation.

On ne brûlera ni paille ni bois au milieu des habitations qu'on voudra deffécher ; la fumée qui fe dégage pendant la combuftion des corps, contribuant à entretenir humides les murs fur lefquels elle va fe condenfer.

Des courans d'air.

Du feu dans une cheminée, des poëles établiffent autant de courans d'air.

Pour les multiplier encore, on ménagera près du plafond, des iffues qui établiffent une communication de l'extérieur à l'intérieur.

Ces iffues fervent à introduire, à faire circuler l'air du dehors, & à y reporter l'humidité à mefure qu'elle s'évapore.

On doit infifter fur les moyens d'établir des courans d'air ; l'air étant, fur-tout dans les tems fecs, le moyen le plus efficace pour deffécher. En conféquence on ouvrira de grand matin , fur-tout dans les beaux jours, les portes & les fénêtres.

On fermera pendant les jours pluvieux & humides.

De la lumière.

On cherchera fur-tout à introduire la lumière. Son action , & à plus forte raifon celle du foleil , influent effentiellement fur la falubrité d'une habitation ; la préfence de cet aftre donne du mouvement à l'air, & évapore puiffamment l'humidité.

Des précautions individuelles.

Les précautions générales que l'on vient d'indiquer, ne fuffifent pas pour rétablir la falubrité dans une habitation qui a été fubmergée.

On va en enfeigner de relatives aux individus.

De la Tête.

On aura la tête plus couverte qu'à l'ordinaire.

Des Pieds.

On ne posera pas les pieds immédiatement sur le plancher ; on aura des paillassons de paille, & mieux encore de sparterie, parce que ces derniers peuvent se laver.

Du Corps.

On sera chaudement vêtu.

On entretiendra la plus grande propreté sur son corps.

En conséquence, on se lavera souvent le corps, les mains & les pieds.

On se peignera tous les jours.

On n'usera que d'alimens sains.

On fera de l'exercice.

On favorisera la transpiration par les moyens capables de produire cet effet.

Observation.

Les vêtemens du Peuple sont constamment froids, parce qu'ils sont sales. Ils sont pénétrés d'une humidité grasse, qui nuit à la transpiration, & ils absorbent facilement l'humidité de l'air ; inconvéniens auxquels

il importe de remédier, foit en lavant leurs
vêtemens à cette époque, foit en choififfant
les meilleurs qu'on ait.

Précautions pour la nuit.

Si on eft forcé de coucher dans ces
habitations, on n'approchera point le lit
des murailles.

On y étendra une efpéce de ciel, & on
le garnira de rideaux, pour n'être point
expofé aux fraîcheurs.

On écartera également les meubles du
mur, pour laiffer circuler l'air, & les pré-
ferver de l'humidité.

On placera contre les murailles, des
nattes de paille, de jonc ou de fpart pendant la nuit, & dans le jour on les mettra
fécher à l'air.

De la confervation des alimens.

On n'y gardera pas d'alimens, ils fe
corrompraient.

Le pain encore chaud, qu'on enferme-
rait dans des huches ou armoires placées
dans un endroit humide, ne tarderait pas
à s'altérer. La mie prend l'état d'une pou-

dre, partie blanche, partie rose, & le pain contracte du goût & de l'odeur.

Caractère de cette humidité.

L'humidité des rez-de-chaussées, quoique moindre que celles des caves, est plus nuisible. Elle a un caractère particulier, elle saisit les extrêmités inférieures, & leur communique de l'engourdissement, une lassitude & une fraîcheur, qui ne tarde pas à réveiller les douleurs de rhumatisme chez ceux qui en sont affectés ; & cette fraîcheur a cela de particulier, qu'elle n'est pas sensible au thermomètre.

Des habitations des animaux.

On peut appliquer une partie des précautions qu'on vient d'indiquer, aux habitations des animaux ; sans être aussi nécessaires, elles leurs deviendront salutaires, & préviendront les épizooties, qui ont pour cause l'insalubrité des écuries & des étables, souvent creusées au-dessous du sol, & très-sujettes à se salpétrer par l'imbibition & l'évaporation des urines & des fientes.

Mais une précaution essentielle, & la

première de toutes, c'eſt d'écarter de leurs habitations les dépôts de fumiers, comme y répandant beaucoup d'humidité , & y attirant celle de l'air.

RÉSUMÉ.

On a ſuppoſé la néceſſité de rentrer dans des habitations que les eaux venaient d'a-bandonner ; on a aſſigné les cauſes qui ajoutent à l'inſalubrité qui réſulte de la ſubmerſion ; enfin , on a indiqué les moyens de diminuer les accidens auxquels cet inconvénient expoſe les hommes & les animaux. Ces moyens ſont :

Laver les murs & les planchers après la retraite des eaux.

Réitérer le lavage.

Paſſer les murs au lait de chaux.

Faire du feu dans les cheminées.

Etablir des poëles & en prolonger les tuyaux.

Entretenir une douce chaleur.

Ne brûler aucun corps combuſtible au milieu des habitations.

Ménager & multiplier les courans d'air.

Profiter de l'action de la lumière & du foleil.

Se tenir la tête couverte.

Avoir les pieds fecs & chauds.

Le corps bien vêtu.

Entretenir la plus grande propreté.

Se laver.

Se peigner.

Se nourrir d'alimens fains.

Faire de l'exercice.

Favorifer la tranfpiration.

Ecarter des murs les lits ainfi que les meubles.

Y dormir enfermé de rideaux.

Placer pendant la nuit des nattes contre les murs, & les expofer pendant le jour à l'air.

Ne pas y conferver les alimens, fur-tout ne point y enfermer le pain chaud.

Employer pour les habitations des animaux, celles des précautions indiquées qui leurs font applicables.

En écarter les dépôts de fumier.

Paris , ce 16 Mars 1784.

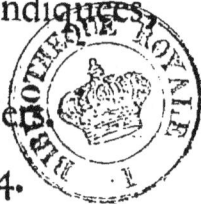

www.ingramcontent.com/pod-product-compliance
Lightning Source LLC
Chambersburg PA
CBHW070207200326
41520CB00018B/5542